L'HYGIÈNE

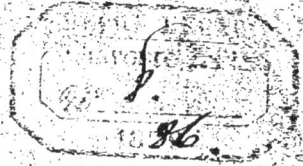

ET

LA MODE

PAR

LE Dr GUSTAVE DROUINEAU

CHIRURGIEN EN CHEF DES HOSPICES CIVILS

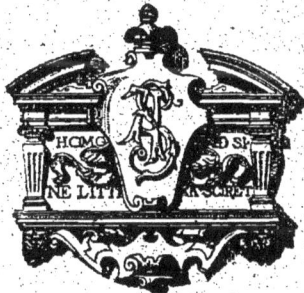

LA ROCHELLE

IMPRIMERIE A. SIRET, RUE DE L'ESCALE, 23

—

1886

L'HYGIÈNE

ET

LA MODE

PAR

LE Dr GUSTAVE DROUINEAU

CHIRURGIEN EN CHEF DES HOSPICES CIVILS

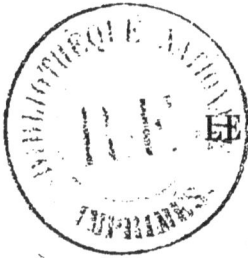

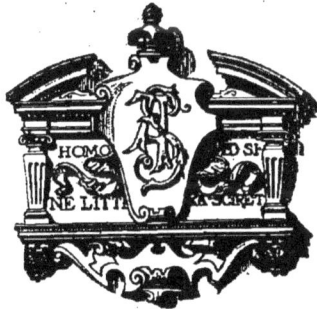

LA ROCHELLE

IMPRIMERIE A. SIRET, RUE DE L'ESCALE, 23

—

1886

L'HYGIÈNE

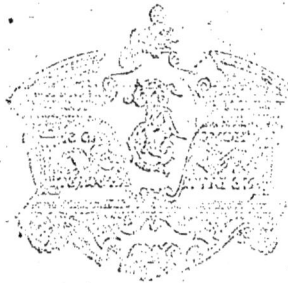

L'HYGIÈNE ET LA MODE

MESDAMES , MESSIEURS ,

Je prenais plaisir, un jour, à mettre un peu d'ordre
en ma bibliothèque ; tout en remuant des livres, j'en
ouvrais quelques-uns, cela va de soi, et selon mon caprice,
je lisais par ci, par là, quelques pages, et laissais ma
pensée s'égarer suivant les impressions de ces fugitives
lectures. Un instant, j'eus, entre les mains, un assez joli
petit ouvrage, doré sur tranches, avec un cartonnage de
l'époque, orné de belles gardes moirées, et que je con-
naissais de longue date ; c'était *l'Album de la Mode*,
édité à Paris en 1833 par Janet. Tiens, dis-je en moi-
même, voilà un pauvre album démodé que je devrais
bien changer de place ; et, ouvrant le livre à la première
page et voyant les noms de Jules Janin, Henri Martin,
Alexandre Dumas et de bien d'autres, célèbres en ce
temps, oubliés aujourd'hui, cette compagnie, pensai-je,
n'est pourtant pas si mauvaise qu'elle ne puisse trouver
grâce devant les caprices de cette mode bizarre et fan-
tasque ! Pauvres romantiques !! — Et machinalement,
je tournais quelques feuillets et, mes yeux tombèrent

Lu à la séance publique de l'Académie des belles-lettres, sciences et arts de la
Rochelle. — 19 décembre 1885.

sur un titre qui semblait attirer singulièrement mon regard : *La Mode en 1832*.

Je cédai à la tentation et dès les premières lignes, je reconnus un auteur s'inclinant devant la reine du monde et adorant sans réserve cette orgueilleuse fille du caprice et des arts. Et, me laissant aller, je lus : « Enfant gâté » de la nature, la mode soumet à ses lois le vieillard et » la jeune femme, le raide magistrat et l'élégant dandy. » Son empire embrasse l'univers. Les moindres comme » les plus grandes choses, placées sous l'influence de sa » volonté, surgissent ou disparaissent. A sa voix, tout » change et se bouleverse ; parures, promenades, spec- » tacles, opinions littéraires et politiques, médecine, » religion, costumes et beaux-arts, lareconnaissent pour » leur chef et viennent, pour ainsi dire, prendre le mot » d'ordre de sa bouche riante et gracieuse....... »

Mais, pensai-je, voilà qui pourrait être daté de 1885 ; décidément mon album de la mode brave les années ; voyons un peu, et feuilletant l'article, je passai en revue en un instant les modes d'alors : ah ! la coiffure dont raffolent les mondaines est le bibi, petit chapeau pointu ayant la forme de ces cornets de pâte légère que les enfants nomment des plaisirs ; les jeunes hommes, dans le monde, sont tout de noir vêtus et ne montrent pas un pouce de linge blanc, si ce n'est la manchette ; leurs longs cheveux, leur barbe touffue scandalisent un peu les dames ; on aime les couleurs voyantes et les étoffes à ramages..... Allons, me dis-je, fermant le livre, tout cela est, au fond, bien innocent, fort loin de nous, et il n'est pas besoin d'en prendre souci... Le bibi a cédé la place au chapeau mascotte, aujourd'hui les hommes ont de superbes plastrons blancs et arborent dans le monde des cravates jaunes ou écarlates ; ils coupent leur barbe, portent les cheveux en brosse, et leurs vêtements étriqués, semi-collants et leurs immenses souliers pointus leur donnent une tournure que les hommes de 1832 trouveraient certainement plus extravagante et plus disgracieuse que la leur...

Allons, laissons là la mode, respectons ses fantaisies et arrière la critique ; je replaçai le petit livre là où je l'avais trouvé. Mais mon esprit comme obsédé, pensait encore longtemps après, à cette bizarre souveraine, qui dirige tout ici-bas et qu'on supporte sans révolte, avec une insouciance parfaite. Est-ce donc, cependant, une chose si futile que la mode, qu'il faille en subir la rigueur sans se plaindre ? Mais, en vérité, n'est-elle que frivole ? N'a-t-elle pas ses inconvénients, ses dangers ? Et ceux qui la règlent, ses princes et ses reines, ont-ils seulement conscience des suites quelquefois funestes de leurs capricieuses fantaisies ? Et mes instincts de philanthrope autant peut-être que certaines études spéciales répondaient à toutes ces questions. Non ! Non ! Il y a là une erreur grossière, énorme, qu'il faudrait détruire pour le plus grand profit de tous ; il est une limite que l'honnêteté humaine doit imposer à la mode pour arrêter les écarts de cette folle sans principe et sans règle. Cette limite, c'est la santé, le bien-être physique, le développement corporel. A la science qui ne redoute pas les obstacles et les luttes, il appartient de tracer cette frontière qui bornera désormais l'empire de la mode et protègera le genre humain contre toute invasion fâcheuse.

Depuis ce jour, Mesdames, je m'étais fait la promesse,

d'ouvrir scientifiquement une enquête contre les dangers de la mode et de fait, je n'ai pas négligé de prendre, à ce sujet, suivant les occasions, des notes et des renseignements. Mais, rassurez-vous, cependant, je ne viens pas aujourd'hui, faire devant vous à l'aide de documents scientifiques, nombreux et irrécusables, un siége en règle contre la mode ! D'abord, ce serait étrangement abuser de votre bienveillante attention et ensuite quelle maladresse de ma part ; à nos séances académiques la mode est avant tout de plaire au public qui se donne ici rendez-vous chaque année et dont les dames rochelaises forment une grande part, chacun de nous s'y emploie de son mieux et moi seul, ce soir, ferais certainement exception, si je voulais vous contraindre à déserter la gracieuse bannière de la mode pour vous enrôler d'office sous le sévère drapeau de l'hygiène. Je serais sûr d'échouer misérablement, et de vous déplaire sans même vous convaincre.

Donc, j'abandonne toute guerre, du moins ce soir, et n'ai que l'ambition de vous montrer par quelques exemples pris, au hasard, un peu partout, que la mode a seulement grand tort d'offenser, dans ses caprices, la raison scientifique et que, connaissant mieux les procédés et les artifices de cette dangereuse sirène, l'homme ou la femme, peu importe, gagnerait à être parfois dans le monde, son esclave moins soumis et plus éclairé.

✶
✶ ✶

Rien n'est plus intéressant que l'histoire des transformations qu'ont subies, dans notre pays seulement, les coiffures, les vêtements, les parures, depuis les temps les plus reculés jusqu'à nos jours. Tout le monde a un peu glané dans cette page d'histoire si remplie de faits étranges et y a cherché des enseignements plus ou moins graves ; artistes, curieux, savants, hommes politiques — la mode et la politique ont des rapprochements surprenants — chacun gagnerait à approfondir ce petit côté de l'histoire du pays et abstraction faite de toute idée préconçue, c'est une étude que je conseille volontiers même à ceux qui songent le moins à la mode.

Ce respect de l'histoire me vient à l'esprit au moment de dire un mot de la coiffure, c'est-à-dire de ce vêtement protecteur qui a nom chapeau ou bonnet et de la chevelure qui est en même temps un ornement et une protection.

C'est, qu'en effet, il n'est pas possible de parler chapeaux sans remplir de joie et d'un peu d'orgueil le cœur de tout vrai rochelais ; la chapellerie fut une de nos gloires, et avant la révocation de l'Edit de Nantes, nous fournissions, disent les chroniqueurs, non-seulement à la France, mais même au monde entier, certains chapeaux de peaux préparées qui étaient sans pareils. Il ne s'agit ici que des chapeaux d'hommes ; aujourd'hui, le vulgaire chapeau de soie n'a rien de commun avec la cité de Guiton et cette ridicule et mauvaise coiffure brave toutes les injures et toutes les critiques ; laissons là les chapeaux.

Pour la femme, les chapeaux sont bien plus un ornement qu'une protection et à vrai dire, chez elle, la chevelure et la coiffure se prêtent mutuellement secours et s'accommodent toutes deux suivant les époques et les

caprices de la mode. Ce que depuis le commencement du
siècle, seulement, on a imaginé de formes de chapeaux
et de sortes de coiffures serait difficile à dire, bien oiseux
et somme toute, fort indifférent pour nous en ce moment
surtout où la vogue semble être à la coiffure simple, un
peu masculine et où la mode abandonne les emprunts
onéreux et encombrants des cheveux postiches des temps
passés.

Des cheveux postiches, oui, je l'ai dit, et les dames ne
peuvent avoir oublié déjà l'époque, où, pour soutenir,
du moins c'était le prétexte, les charmants petits chapeaux d'alors, il fallait force chignons, nattes ou tresses.
Il suffirait d'un caprice de la mode pour ramener les
postiches, je ne me pardonnerai pas de rester muet sur
ce point.

Si l'on voit des dames s'intéresser vivement à la question qui agite en ce moment le monde des affaires, la
Chine et le Tonkin, et faire une active propagande en
faveur de l'occupation militaire, il ne faudra pas, tout
d'abord, les accuser d'extravagance politique ou de ten-
dresse ministérielle, mais bien plutôt savoir reconnaître
leur prévoyance des choses de la mode. C'est de la Chine,
en effet, que nous vient le cheveu commercial, c'est-à-
dire le moins cher et le plus répandu ; le relevé des importations nous apprend qu'en 1881, il est entré en
France à peu près un million de kilogrammes de cheveux
chinois, soit pour 12 millions de francs.

C'est un chiffre imposant et pourtant le cheveu chinois
ne suffit pas à notre consommation, ni à notre industrie,
car nous travaillons aussi pour les dames des autres pays
et nous exportons le chignon et la tresse. Au cheveu chi-

nois qui est gros, épais, demande un travail spécial et une teinture, car il est généralement noir, on préfère le cheveu européen, français, anglais, allemand et napolitain plus que l'italien ; les femmes napolitaines ont de fort beaux cheveux et les perdent, je ne sais pourquoi, presque toutes et de très bonne heure. Le cheveu européen est très couru, et d'un prix élevé. Une belle tresse blanche, prise sur la tête d'une vieille auvergnate a été payée 25,000 francs.

A Paris surtout, s'est centralisée l'industrie du cheveu et l'on connait au moins trois grandes maisons qui font d'immenses affaires. L'une emploie constamment quatre cents ouvriers et fournit les belles qualités, les sortes et les tresses de prix ; l'autre, très considérable également, travaille presque exclusivement le cheveu chinois et donne les qualités secondes. La troisième n'est pas moins prospère, elle est alimentée par le cheveu remis. Ce qu'est le cheveu remis, je vais vous le dire.

Rien ne se perd ici-bas, pas même ces petits tortillons arrachés par propreté aux dents d'un démêloir trop avide et jetés avec dédain là où s'en vont tous les débris du ménage ; passe un chiffonnier pour qui ces tortillons sont une trouvaille estimée ; il les ramasse avec le plus grand soin et les porte à l'usine. Là, on les lave, on les trie par longueurs ; avec les plus longs, on fait les tresses communes, les faux chignons et avec les plus courts, il doit y avoir des cheveux d'hommes dans le nombre, on fait en grande partie, maintenant, les cheveux dits de front dont la mode dure encore, sans qu'on puisse expliquer pourquoi une femme élégante cache avec tant de soin les lignes pures et correctes d'un joli front sous une touffe de

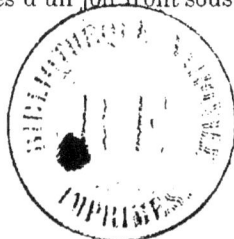

cheveux frisottants, sortis de la hotte d'un chiffonnier ou
d'un démêloir inconnu.

Ce qu'il y a d'inquiétant et de redoutable, c'est surtout
ce démêloir inconnu, ou mieux ce cuir chevelu ignoré.
Car le travail rigoureux de lavage et de préparation que
subit le cheveu postiche ne garantit pas de toutes les
importations fâcheuses et, un maître dans les maladies
de la peau, le regretté Bazin, dont l'autorité en la matière est indiscutable, écrivait ceci, il y a peine, quelques
années : « Notons aussi les funestes effets de la mode
» actuelle (c'était la grande vogue des chignons et des
» fausses tresses) qui oblige nos dames à remplacer la
» chevelure naturelle par une chevelure artificielle. L'une
» des plus sérieuses conséquences de cette pratique est
» la transmission de la contagion parasitaire. Nombre de
» femmes chez lesquelles nous constatons en ce moment
» de la pelade ou de la pseudo-pelade ne doivent pas à
» d'autres causes la triste maladie dont elles sont at-
» teintes. » Ah ! qu'on vient prétendre que la mode
est sans dangers ? Mais, pour ce qui regarde la coiffure,
cette seule déclaration du docteur Bazin suffirait à prou-
ver le contraire, et elle me paraît de force à arrêter net
l'invasion postiche, si bravant les répugnances de nos
élégantes mondaines, celle-ci avait encore l'audace de
tenter l'aventure.

La mode a eu sur la chevelure d'autres effets désas-
treux ; il fut un temps où la couleur des cheveux
n'échappa pas à ses prétentions et pour satisfaire à son
caprice, on versa sur de belles chevelures noires, des
liqueurs destinées à les faire passer au roux et au jaune.
C'était, on l'a reconnu, un excellent moyen pour perdre

à bref délai une opulente chevelure, et il faut avouer que ces essais de teinture ont été moins heureux chez nous et à notre époque que dans les temps anciens et surtout chez les Romains.

La teinture ne sert plus guère maintenant qu'à dissimuler parfois les outrages du temps que le poète s'obstine à appeler irréparable, mais non le parfumeur chimiste qui appelle à son secours les sels de plomb, d'argent, de mercure, et ne craint pas d'empoisonner ses victimes pour les tenir toujours jeunes et belles ; ajoutons cependant que le Comité consultatif d'hygiène, ému, supplie en ce moment le Ministre du commerce d'enlever de la vitrine des parfumeurs tous les produits toxiques et dangereux ; c'est au pharmacien qu'il faudra demander désormais le secret de l'éternelle jeunesse.

Vous voyez que je suis bien indulgent en disant qu'on peut trouver à redire aux exigences de la mode en matière de coiffure et, pour vous tenir tout à fait parole, je passe et laisse de côté les pommades, les poudres, les fards, les peintures, bref, tous les cosmétiques dont la mode ordonne l'emploi dans mille circonstances, et j'arrive tout droit aux vêtements, c'est-à-dire à la toilette même et je m'adresse surtout aux dames.

*
* *

Qu'y a-t-il, en vérité, à reprendre à une toilette de bon goût, sans exagération, dessinant les contours élégants d'une taille bien prise, respectant les mouvements et le libre jeu des organes, offrant enfin cet ensemble coquet dont les françaises ont incontestablement le privilège et le secret ? Il faut être bien oublieux des réalités de la vie pour ne pas avoir conscience de cette harmonie des formes et de cette perfection de la ligne, ou, bien outrecuidant pour y trouver à redire ?

C'est là, je le gage, votre sentiment ; mais, permettez-moi le bénéfice des circonstances atténuantes ; cette même admiration flatteuse éclate invariablement à toutes les apparitions nouvelles et à toutes les excentricités de la mode. Après la révolution, sous l'empire, sous la restauration, sous les monarchies, les modes furent changeantes, souvent étranges et on célébrait avec la même foi et la même chaleur la française gracieuse et élégante. Cependant cette ligne si parfaite était loin d'être toujours la même ; prenons-en, au hasard, quelques échantillons. Sous le premier empire, on fait naître la taille presque au-dessous des bras, et de là part comme un long fourreau d'étoffe ; voilà la ligne ; elle est droite, mais admirable. Plus tard, la taille s'allonge, descend et la jupe s'élargit sans bon sens avec la crinoline, invention du second empire ; nous sommes à l'éteignoir ; la ligne est encore admirable. Aujourd'hui, le vêtement collant redevient de saison, la taille remonte et la ligne a des ondulations variables ; mais elle est toujours admirable. Hé bien, où en sommes-nous, franchement, avec ces admirations de convention et où est le beau et surtout le vrai en tout cela ? La réponse est évidemment difficile et, somme toute, vous pensez que ce qu'il y a de mieux à faire en la circonstance, c'est d'être du goût de tout le monde. Soit, comme homme j'y consens ; mais respectez mes scrupules de savant, si le mot n'est pas trop prétentieux ; ces modifications de formes, ces tailles qui montent

ou descendent ne peuvent être produites qu'à l'aide
d'appareils et d'engins dont j'ai le droit de m'occuper,
pour savoir s'ils sont sans dangers. Dans le nombre, j'en
vois qui me paraissent... trompeurs, mais innocents, je
les abandonne, et d'autres, plus inquiétants et de ceux-là
je veux dire un mot,

Il y a peu de temps, un journal médical anglais, le
The Lancet, faisait connaître l'origine du corset. Voici
ce qu'il nous apprend. « D'après une vieille tradition, le
corset fut inventé par un boucher du xiiie siècle comme
punition pour sa femme. Ne connaissant aucun moyen
pratique et certain pour arrêter la loquacité et le bavar-
dage immodéré de son épouse, ce barbare mari ne trouva
rien de meilleur que de la comprimer entre deux étaux,
qui l'empêchaient de reprendre le souffle ; le corset était
inventé. D'autres maris suivirent bientôt ce terrible
exemple et enfermèrent leurs femmes dans ces prisons
portatives. Les femmes ne voulurent pas céder, s'habi-
tuèrent par coup de tête et petit à petit à leur prison, la
modifièrent et d'une punition barbare, firent, par esprit
de contradiction et pour se conformer aux lois de la mode,
le corset actuel, que portent également, sans vouloir en
reconnaître les inconvénients, grandes dames comme
femmes du peuple. » Cette origine, qui fait honneur à
l'imagination des maris anglais et non à leur galanterie,
est sans doute, discutable ; tout ce que nous savons, c'est
que, vers l'époque de la Renaissance, fut inventé le corps
à baleines, vêtement de dessous, tout à fait distinct de la
robe et nécessaire avec les modes de l'époque, les dames
étant fort décolletées. Malgré la vive opposition des pré-
dicateurs, des médecins, des moralistes, l'usage de ces

corps ne fit que se continuer avec des modifications et
des transformations successives jusqu'au corset perfec-
tionné d'aujourd'hui. Les françaises ont eu, il faut le
reconnaître, la même constance que les anglaises. Rien
n'y a fait ; les attaques, les menaces, les critiques, la
réprobation des souverains, ce qui en ce temps valait un
ordre absolu, les railleries, les quolibets, tout a échoué
contre la persistance de la femme qui ne veut, paraît-il,
à aucun prix se priver des secours d'un allié aussi
puissant.

De tous les mots faisant partie de la grosse histoire
anecdotique du corset, je n'en veux citer qu'un, fort au-
thentique et d'une haute moralité.

Le savant Cuvier conduisit un jour une jeune dame
pâle et chétive dans les serres du jardin des plantes. La
dame s'étant arrêtée pour admirer une fleur au port
gracieux, aux brillantes couleurs, le savant lui dit :
« Naguère, madame, vous ressembliez à cette fleur et
demain cette fleur vous ressemblera. »

En effet, le lendemain, Cuvier ramena la dame qui
poussa un cri en apercevant la jolie fleur de la veille,
pâle, courbée, languissante ; elle en demanda la cause
et l'illustre professeur lui répondit : « Cette fleur est
votre image, comme vous, elle languit sous une cruelle
étreinte » et, il lui montra une ligature circulaire qu'on
avait pratiquée sur la tige de la fleur. « Vous vous fanerez
de même, ajouta-t-il, sous l'affreuse compression de votre
corset ; vous perdrez peu à peu les charmes de votre
jeunesse, si vous n'avez pas assez d'empire sur la mode
pour abandonner ce dangereux vêtement. »

Depuis Cuvier, les médecins n'ont fait que voir grossir

de jour en jour les accidents causés par le corset et la liste est aujourd'hui bien grande des infortunées victimes de cette barbare invention.

Déformation du corps, des organes, leurs fonctions entravées, affections du cœur, des poumons, de l'estomac, d'où un appauvrissement du sang et un nervosisme exagéré, et conséquences encore plus graves et que les lois de l'atavisme expliquent suffisamment, la nation voyant diminuer le nombre de ses fils, la mère apportant à l'enfant comme un élément natif de faiblesse et notre race débilitée n'ayant plus la stature, la vigueur des générations d'autrefois ; voilà de grands et terribles effets dont ce seul engin est presque l'unique cause, et la science médicale se sent prête à en faire la preuve.

Mais les médecins ont échoué, comme les autres ; leurs révélations, leurs appels ont laissé la femme insensible.

Les hygiénistes, très tenaces, reprennent de nos jours, la partie et peut-être la gagneront-ils ?

Leur système, que je vais vous dévoiler, est excellent, essentiellement humain, c'est celui des concessions.

A la femme, ils abandonnent le corset tel que l'industrie moderne le confectionne, sans pièces trop rigides, ni trop haut, ni trop bas de formes, et ayant par derrière un lac élastique au lieu du lacet inflexible qui, de tout temps, a excité les quolibets et dont Gavarni s'est si agréablement moqué en même temps que des maris.

Et en échange, ils demandent à la mère d'en priver totalement l'enfant pendant l'âge scolaire et durant toute la période du développement physique. Déjà, cette double concession donne d'heureux résultats et les faits connus

nous permettent d'affirmer hautement que, si nos idées
pénètrent librement et promptement là où l'éducation est
sainement comprise, là où on élève des enfants et non
pas seulement de petits cerveaux, nous arriverons à re-
constituer la Française que nous rêvons, dont le cœur
et l'esprit seront largement dotés et dont les formes har-
monieuses s'approcheront de l'idéale correction que nous
admirons dans les antiques et que nous retrouvons aussi
dans les beautés célèbres de la race gauloise.

Cette conquête, Mesdames, vaut bien la peine d'une
héroïque campagne contre les détestables engins de la
mode et vous voyez que je n'avais pas tort. en vérité, de
vouloir jeter d'abord un cri de guerre ; mais pas main-
nant, puisque je vous traite en alliées et vous livre mon
plan de bataille.

*
* *

Permettez-moi de terminer cette causerie, assurément
trop longue par un souvenir du Congrès d'hygiène de
Genève. Un matin, à l'issue d'une séance de section, où il
avait été question de chaussures, le Dr Roth, de Londres,
un assidu de nos Congrès et aussi un philanthrope anglais
comme j'en voudrais connaître beaucoup en France,
nous entraîna jusqu'à l'exposition d'hygiène pour nous
montrer les chaussures qu'il venait de recevoir de son
fabricant. Il s'agissait de types de chaussures rationnelles ;
on les compara à celles exposées, il y avait là les modèles
de toutes les armées ou à peu près ; la discussion du
matin recommença et la chaussure élégante ou même
moderne reçut, je vous l'atteste, plus d'un accroc ; je ne

crois même pas qu'elle ait trouvé un seul défenseur. En
fait, qu'a-t-elle pour justifier ses talons, hauts, petits,
placés sous le milieu du pied ? Ses extrémités pointues et
serrées ? Tout cela nous blesse et déforme nos pieds et le
fait est tellement notoire qu'en moyenne on compte six
pour cent de non-valeur sur l'effectif de l'armée à cause
de la chaussure et des difformités qu'elle engendre.

Quand la mode se mêle de nous changer la forme de
nos chaussures et la fait comme aujourd'hui absolument
contraire à la structure du pied, c'est à se demander si
nous habitons la France ou la Chine et si nous ne sommes
pas insensés de nous prêter si complaisamment à ces
perversions et à ces folies de la mode.

Les Chinois sont moins simples que nous ; ils défor-
ment les pieds de leurs femmes par goût, mais conservent
les leurs intacts, par raison et aussi par utilité. Nous
devrions agir, moins à la chinoise, pour ce qui est de la
chaussure et prêter un peu plus l'oreille aux sages enseignements de l'hygiène : car là encore, les profits
seraient grands pour tout le pays et c'est là aussi une
petite cause grosse de conséquences.

Il me suffit, d'indiquer, sur ce point les méfaits de la
mode, pour expliquer les légitimes revendications de
l'hygiène et de la science.

Vous le voyez, Mesdames, Messieurs, si l'on voulait
en prendre et le temps et la peine, des pieds à la tête, on
trouverait à reprendre aux caprices de la mode et pour
n'avoir qu'effleuré le sujet, il me semble avoir suffisamment prouvé que ma thèse était absolument vraie.

La mode n'est pas que futile, elle est souvent dangereuse et il ne nous est pas permis dans notre siècle de

vulgarisation scientifique d'ignorer quand et comment elle peut nous causer préjudice. Libre ensuite à nous de nous faire ses esclaves complaisants et de perdre pour elle notre santé comme Damon jadis perdit pour elle les faveurs de la Cour.

Damon est le héros d'un conte, d'il y a cent ans, mais qui n'est ma foi pas si démodé que je ne puisse en terminant, vous le dire.

LES MINISTRES ET LES MODES

La Cour en deuil, Damon sans habit noir...
Il en faut un et vite ! C'est pour voir
D'hier en place un généreux ministre
Qui s'intéresse à son destin sinistre.
Le huit du mois l'ordre est donné, le neuf
Maître Leclerc apporte l'habit neuf ;
Et l'essayant aussitôt qu'il arrive,
Damon le trouve, ô douleur juste et vive !
Fort long de taille. Or, depuis deux grands jours,
La mode veut que les habits soient courts.
Pour l'ajuster on le remporte, on veille.
Le lendemain la taille est à merveille,
Et cette fois Damon bien habillé.
Mais le ministre était disgracié.

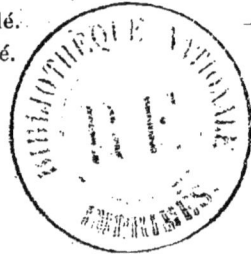

La Rochelle , Typ. A. SIRET.